DE LA

CHANCRELLE EN ALGÉRIE

FRÉQUENCE ET FORMES CLINIQUES

PAR

Alexandre ARTIGUE

DOCTEUR EN MÉDECINE

EX-INTERNE DE 1re CLASSE DES HÔPITAUX

EX-PRÉPARATEUR A L'ÉCOLE DE MÉDECINE D'ALGER

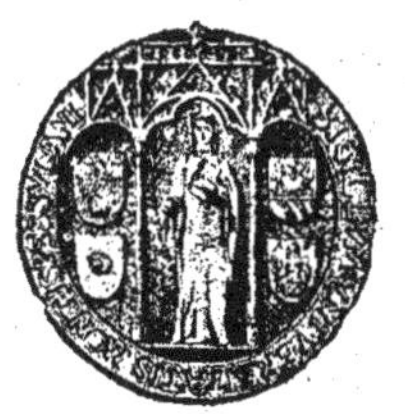

MONTPELLIER

IMPRIMERIE GUSTAVE FIRMIN, MONTANE ET SICARDI

Rue Ferdinand-Fabre et quai du Verdanson

1908

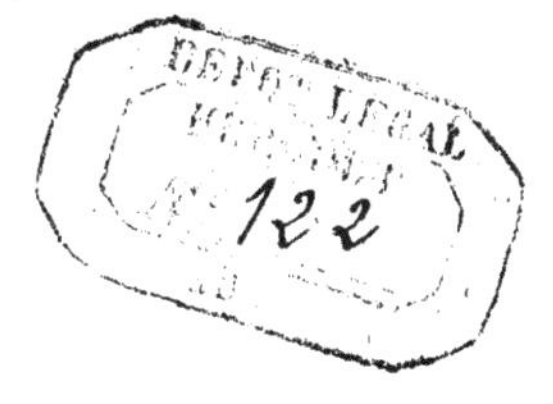

DE LA

CHANCRELLE EN ALGÉRIE

FRÉQUENCE ET FORMES CLINIQUES

PAR

Alexandre ARTIGUE

DOCTEUR EN MÉDECINE

EX-INTERNE DE 1re CLASSE DES HÔPITAUX

EX-PRÉPARATEUR A L'ÉCOLE DE MÉDECINE D'ALGER

MONTPELLIER

IMPRIMERIE GUSTAVE FIRMIN, MONTANE ET SICARDI

Rue Ferdinand-Fabre et quai du Verdanson

1908

PERSONNEL DE LA FACULTÉ

MM. MAIRET (✻) . . . . Doyen
SARDA . . . . Assesseur

Professeurs

Clinique médicale . . . . MM. GRASSET (✻)
Clinique chirurgicale . . . . TEDENAT (✻).
Thérapeutique et matière médicale. . . . HAMELIN (✻)
Clinique médicale . . . . CARRIEU.
Clinique des maladies mentales et nerv. MAIRET (✻).
Physique médicale. . . . . IMBERT.
Botanique et hist. nat. méd. . . . . GRANEL.
Clinique chirurgicale. . . . . FORGUE (✻).
Clinique ophtalmologique. . . . . TRUC (✻).
Chimie médicale. . . . . VILLE.
Physiologie. . . . . HEDON.
Histologie . . . . VIALLETON.
Pathologie interne . . . . DUCAMP.
Anatomie. . . . . GILIS.
Clinique chirurgicale infantile et orthop. ESTOR.
Microbiologie . . . . RODET.
Médecine légale et toxicologie . . . . . . SARDA.
Clinique des maladies des enfants . . . . BAUMEL.
Anatomie pathologique . . . . BOSC.
Hygiène. . . . . BERTIN-SANS (H.)
Pathologie et thérapeutique générales . . RAUZIER.
Clinique obstétricale. . . . . VALLOIS.

Professeurs adjoints : MM. de ROUVILLE, PUECH
Doyen honoraire : M. VIALLETON
Professeurs honoraires : MM. E. BERTIN-SANS (✻), GRYNFELTT
M. H. GOT, *Secrétaire honoraire*

Chargés de Cours complémentaires

Clinique ann. des mal. syphil. et cutanées MM. VEDEL, agrégé.
Clinique annexe des mal. des vieillards. . VIRES, agrégé.
Pathologie externe . . . . LAPEYRE, agr. lib.
Clinique gynécologique. . . . . de ROUVILLE, prof. adj.
Accouchements. . . . . PUECH, Prof. adj.
Clinique des maladies des voies urinaires JEANBRAU, agr.
Clinique d'oto-rhino-laryngologie . . . . MOURET, agr. libre.
Médecine opératoire. . . . . SOUBEYRAN, agrégé.

Agrégés en exercice

MM. GALAVIELLE, VIRES, VEDEL, JEANBRAU, POUJOL
MM. SOUBEYRAN, GUERIN, GAGNIERE, GRYNFELTT Ed., LAGRIFFOUL.
MM. LEENHARDT, GAUSSEL, RICHE, CABANNES, DERRIEN

M. IZARD, *secrétaire*.

Examinateurs de la Thèse

MM. RAUZIER, *président*.
ESTOR *professeur*.
MM. VEDEL, *agrégé*.
GRYNFELTT, *agrégé*.

La Faculté de Médecine de Montpellier déclare que les opinions émises dans les Dissertations qui lui sont présentées doivent être considérées comme propres à leur auteur ; qu'elle n'entend leur donner ni approbation, ni improbation

À LA MÉMOIRE DE MON PÈRE

A MA MÈRE

A MA FEMME ET A MON FILS

A TOUS LES MIÈNS

A MES AMIS

A. ARTIGUE.

A MES MAITRES DE L'ÉCOLE DE MÉDECINE
D'ALGER
ET DE L'HOPITAL CIVIL DE MUSTAPHA

A MES MAITRES DE LA FACULTÉ DE MÉDECINE
DE MONTPELLIER

A MON PRÉSIDENT DE THÈSE

MONSIEUR LE DOCTEUR RAUZIER

PROFESSEUR DE LA CLINIQUE ANNEXE DES MALADIES DES VIEILLARDS

Je dédie ce modeste travail.

A. ARTIGUE.

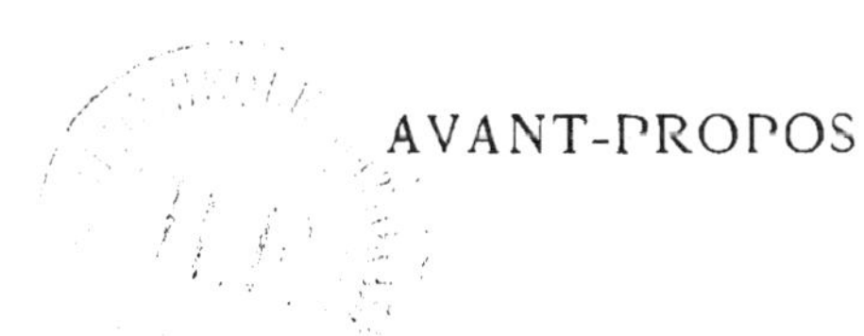

AVANT-PROPOS

Arrivé au terme de nos études médicales, c'est avec une profonde satisfaction que nous profitons du jour de la soutenance de notre thèse pour remercier tous ceux qui ont contribué à notre instruction, pour leur exprimer toute notre gratitude.

A notre mère qui s'imposa pour nous les plus grands sacrifices, va d'abord toute notre reconnaissance.

Que MM. les professeurs Ardin-Delteil, Brault, Cabanes, Cange, Crespin, Curtillet, Goinard, Rey, Rouvier, Soulié, Scherb, Vincent, dont les savantes leçons ont affermi en nous l'amour de l'art médical, reçoivent l'expression de notre gratitude.

Nous remercions avec la plus grande sincérité, M. le docteur J. Brault, professeur de clinique des maladies des pays chauds et des maladies syphilitiques et cutanées de l'Ecole de Médecine d'Alger, dont nous avons été l'interne et à qui nous devons le sujet de notre thèse.

Nous sommes heureux de remercier également MM. les professeurs Bouin et Wéber, dont nous avons été le préparateur.

Nos remerciements s'adressent aussi à M. le professeur Soulié, dont le laboratoire nous fut toujours largement ouvert ; à M. le docteur Saliège dont la bienveillance restera pour nous un durable souvenir de la salle Maillot ; à M. le docteur

Denis qui nous initia non aux mystères mais aux charmes de la chirurgie.

Que nos maîtres de la Faculté de Montpellier soient assurés de notre reconnaissance et particulièrement M. le professeur Rauzier qui nous a fait le très grand honneur d'accepter la présidence de notre thèse.

Enfin nous exprimons toute notre sympathie à nos camarades d'étude et d'internat dont nous ne perdrons jamais l'excellent souvenir, et ce n'est pas sans une certaine appréhension que nous les quittons pour entrer dans le sentier que beaucoup disent semé de ronces, mais où nous espérons cependant cueillir quelques fleurs.

DE LA

CHANCRELLE EN ALGÉRIE

FRÉQUENCE ET FORMES CLINIQUES

INTRODUCTION

Etant interne dans le service de M. le docteur Brault, professeur de la clinique des maladies syphilitiques et cutanées d'Alger, nous avons été frappé de voir combien le chancre mou était fréquent dans ce pays. Ce fait est, d'ailleurs, connu en Algérie depuis longtemps, mais les statistiques sont rares, et il nous a semblé utile de chercher à les établir aussi exactes que possible, en tenant évidemment compte des causes d'erreur inhérentes à toute statistique. En France, depuis 1837, les statistiques furent nombreuses ; elles permirent de comprendre les causes des oscillations du graphique des maladies vénériennes et d'y remédier dans une certaine mesure.

La fréquence n'est pas le seul caractère du chancre mou en Algérie. Certaines formes cliniques le différencient aussi de la chancrelle observée dans la Métropole. Il y a là peut-être une question de terrain, peut-être une question d'hygiène.

Nous étudierons donc successivement :

1° La fréquence absolue et relative du chancre mou ;

2° Ses formes cliniques.

Nous donnerons ensuite un aperçu rapide et comparatif de la chancrelle en Algérie et dans les principales colonies françaises.

Enfin, nous terminerons par quelques mots concernant le traitement.

FREQUENCE DU CHANCRE MOU EN ALGERIE

En France, les plus anciennes statistiques auxquelles on puisse remonter, sont celles de Bassereau, en 1837-1838 ; avant cette époque, en effet, le chancre simple n'était pas ou était mal différencié du chancre syphilitique. D'après Bassereau, l'on observait alors 30 chancres simples pour un seul chancre syphilitique.

Ces chiffres ont, depuis, bien changé, et le nombre des chancres simples est allé en diminuant, à tel point que, dans certains services, il est presque considéré comme une rareté.

De 1840 à 1852 (statistique de Puche), sur 10.000 chancres observés, il y a environ 2.000 chancres syphilitiques contre 8.000 chancres simples : le chancre syphilitique est au chancre simple comme 1 est à 4. La décroissance est manifeste.

Elle va en s'accentuant. De 1856 à 1860, le chancre simple est au syphilitique comme 3 ou 2 est à 1.

A partir de 1860, l'état reste stationnaire jusqu'à 1870, où il y a une recrudescence, puis à nouveau, le chancre simple va en diminuant. Les statistiques de Charles Mauriac, médecin à l'hôpital du Midi, sont particulièrement édifiantes. Dès 1874, les proportions deviennent inverses et le chancre syphilitique est plus fréquent que le chancre simple.

Nous avons, en effet, dans les comptes-rendus annuels de l'hôpital du Midi :

	Chancre syphilitique	Chancre simple
	—	—
En 1874 (service Mauriac).	372	58
1875 »	352	55
1876 »	282	64
1877 »	234	100
1878 »	365	136

En 1879 (après l'Exposition), le chancre simple l'emporte sur le chancre syphilitique. En 1881, le chancre simple s'est trouvé, par rapport au chancre syphilitique, dans la proportion de 1,42 à 1.

Ainsi, il existe de nombreuses oscillations, mais d'une façon générale, on peut dire qu'aujourd'hui le chancre mou se voit moins.

Cette revue rapide mais suffisante de l'évolution du chancre mou en France permet de comprendre par comparaison les statistiques que nous fournissons.

Nous avons puisé leurs chiffres dans le registre des entrants à la clinique des maladies syphilitiques et cutanées d'Alger.

Les malades traités proviennent des départements d'Alger, d'Oran et de Constantine, mais surtout du département d'Alger. Nous avons, dans les tableaux qui suivent, indiqué le nombre des chancrelles par année, par mois, chez les femmes et chez les hommes, chez les indigènes et chez les Européens; nous avons noté le nombre des bubons. En regard, nous notons aussi le nombre de chancres mixtes, de chancres phagédéniques et de chancres syphilitiques.

Ainsi, ayant en vue ces différents tableaux (de 1901 à 1907), nous pourrons interpréter leurs chiffres et en tirer les conclusions qu'ils comportent. Notre statistique porte sur 1.205 chancres mous observés dans le seul service de M. le professeur Brault.

Tableaux

1901	Chancres mous sans bubon Hommes	Chancres mous sans bubon Femmes	Chancres mous avec bubon Hommes	Chancres mous avec bubon Femmes	Chancres mous sans bubon Indigènes	Chancres mous avec bubon Indigènes	Chancres mous sans bubon Européens	Chancres mous avec bubon Européens	Chancres mous chez Indigènes	Chancres mous chez Européens	Chancres mixtes	Phagédénisme	TOTAL des Chancres mous	Chancres syphilitiques
Janvier	6	1	8	1	2	3	5	6	5	11	1	»	16	13
Février	1	»	3	1	»	2	1	2	2	3	1	»	5	8
Mars........	4	»	6	»	»	1	4	5	1	9	1	»	10	11
Avril	6	1	1	»	2	»	5	1	2	6	»	»	8	8
Mai.........	4	1	9	»	1	3	4	6	4	10	1	2	14	8
Juin........	7	2	11	»	2	4	7	7	6	14	1	»	20	7
Juillet	10	4	6	»	5	2	9	4	7	13	1	1	20	6
Août........	10	2	9	»	4	4	8	5	8	13	1	»	21	6
Septembre ..	6	2	8	»	4	1	4	7	5	11	1	»	16	2
Octobre.....	4	1	10	»	2	4	3	6	6	9	»	»	15	6
Novembre...	6	»	14	1	4	4	2	11	8	13	»	1	21	3
Décembre...	9	»	10	1	2	4	7	7	6	14	1	1	20	6
	73	14	95	4	28	32	59	67	60	126	9	5	186	84

1902	Chancres mous sans bubon Hommes	Chancres mous sans bubon Femmes	Chancres mous avec bubon Hommes	Chancres mous avec bubon Femmes	Chancres mous sans bubon Indigènes	Chancres mous avec bubon Indigènes	Chancres mous sans bubon Européens	Chancres mous avec bubon Européens	Chancres mous chez Indigènes	Chancres mous chez Européens	Chancres mixtes	Phagédénisme	TOTAL des Chancres mous	Chancres syphilitiques
Janvier	7	»	15	1	1	6	6	10	7	16	»	1	23	5
Février	2	1	8	»	»	4	3	4	4	7	1	»	11	5
Mars........	2	2	8	»	1	3	3	5	4	8	»	»	12	6
Avril	10	»	7	»	1	2	9	5	3	14	»	1	17	8
Mai.........	10	1	8	»	1	1	10	7	2	17	»	1	19	3
Juin........	2	»	9	1	»	»	2	10	»	12	»	1	12	5
Juillet	9	3	15	»	2	3	10	12	5	22	1	»	27	1
Août........	3	1	11	1	»	2	4	10	2	14	1	»	16	6
Septembre ..	8	3	4	1	2	»	9	5	2	14	1	1	16	6
Octobre.....	4	5	7	»	»	3	9	4	3	13	2	»	16	7
Novembre...	2	1	10	»	»	4	3	6	4	9	1	»	13	2
Décembre...	1	1	3	»	»	1	2	2	1	4	2	»	5	3
	60	18	105	4	8	29	70	80	37	150	9	5	187	57

1903	Chancres mous sans bubon Hommes	Chancres mous sans bubon Femmes	Chancres mous avec bubon Hommes	Chancres mous avec bubon Femmes	Chancres mous sans bubon Indigènes	Chancres mous avec bubon Indigènes	Chancres mous sans bubon Européens	Chancres mous avec bubon Européens	Chancres mous chez Indigènes	Chancres mous chez Européens	Chancres mixtes	Phagédénisme	TOTAL des Chancres mous	Chancres syphilitiques
Janvier	8	1	6	»	1	1	8	5	2	13	1	»	15	1
Février	1	»	3	»	»	»	1	3	»	4	1	»	4	1
Mars........	3	2	6	»	1	1	4	5	2	9	»	»	11	5
Avril	2	»	3	»	»	»	2	3	»	5	»	»	5	2
Mai.........	3	»	4	»	1	2	2	2	3	4	2	»	7	5
Juin........	6	1	5	»	4	1	3	4	5	7	»	»	12	»
Juillet	5	»	9	»	1	3	4	6	4	10	»	»	14	1
Août........	7	3	8	»	2	1	8	7	3	15	»	2	18	3
Septembre ..	2	1	2	»	2	»	1	2	2	3	»	»	5	5
Octobre.....	6	3	7	»	1	2	8	5	3	13	»	1	16	3
Novembre...	5	1	6	»	1	2	5	4	3	9	1	1	12	7
Décembre...	4	»	7	»	»	1	4	6	1	10	2	»	11	4
	52	12	66	»	14	14	50	52	28	102	7	4	130	37

1904	Chancres mous sans bubon Hommes	Chancres mous sans bubon Femmes	Chancres mous avec bubon Hommes	Chancres mous avec bubon Femmes	Chancres mous sans bubon Indigènes	Chancres mous avec bubon Indigènes	Chancres mous sans bubon Européens	Chancres mous avec bubon Européens	Chancres mous chez Indigènes	Chancres mous chez Européens	Chancres mixtes	Phagédénisme	TOTAL des Chancres mous	Chancres syphilitiques
Janvier	5	»	11	»	3	8	2	3	11	5	1	»	16	7
Février	3	»	8	»	3	3	»	5	6	5	2	»	11	4
Mars........	3	3	13	»	»	5	6	8	5.	14	»	»	19	3
Avril........	4	»	6	»	2	3	2	3	5	5	»	»	10	5
Mai.........	5	»	5	»	1	»	4	5	1	9	»	»	10	2
Juin........	6	1	6	»	2	1	5	5	3	10	2	»	13	5
Juillet	4	1	12	»	2	3	3	9	5	12	4	1	17	2
Août........	5	»	4	»	»	»	5	4	»	9	1	»	9	4
Septembre ..	8	»	5	»	1	2	7	3	3	10	»	»	13	3
Octobre.....	7	»	8	»	1	2	6	6	3	12	»	»	15	1
Novembre...	8	3	10	»	5	3	6	7	8	13	4	»	21	2
Décembre...	9	1	4	»	4	1	6	3	5	9	»	»	14	4
	67	9	92	»	24	31	50	61	55	113	1	14	168	42

1905	Chancres mous sans bubon Hommes	Chancres mous sans bubon Femmes	Chancres mous avec bubon Hommes	Chancres mous avec bubon Femmes	Chancres mous sans bubon Indigènes	Chancres mous avec bubon Indigènes	Chancres mous sans bubon Européens	Chancres mous avec bubon Européens	Chancres mous chez Indigènes	Chancres mous chez Européens	Chancres mixtes	Phagédénisme	TOTAL des Chancres mous	Chancres syphilitiques
Janvier	12	3	3	»	3	»	12	3	3	15	»	»	18	2
Février	6	3	4	1	»	»	9	5	»	14	»	»	14	2
Mars........	13	3	12	»	8	3	8	9	11	17	2	»	28	8
Avril........	8	2	7	»	6	1	5	7	7	12	1	»	19	5
Mai.........	10	2	10	»	4	6	8	4	10	12	1	»	22	4
Juin........	13	1	2	»	4	»	10	2	4	12	»	1	16	11
Juillet	8	»	3	»	2	»	6	3	2	9	2	»	11	3
Août........	7	»	5	»	2	2	5	3	4	8	»	»	12	9
Septembre ..	5	1	2	»	2	1	4	1	3	5	»	»	8	1
Octobre.....	6	2	1	»	5	1	3	»	6	3	»	»	9	3
Novembre...	5	»	1	»	»	»	5	1	»	6	»	»	6	6
Décembre...	12	2	4	»	5	»	9	4	5	13	1	»	18	4
	105	19	54	1	41	14	84	42	55	126	7	1	181	58

1906	Chancres mous sans bubon Hommes	Chancres mous sans bubon Femmes	Chancres mous avec bubon Hommes	Chancres mous avec bubon Femmes	Chancres mous sans bubon Indigènes	Chancres mous avec bubon Indigènes	Chancres mous sans bubon Européens	Chancres mous avec bubon Européens	Chancres mous chez Indigènes	Chancres mous chez Européens	Chancres mixtes	Phagédénisme	TOTAL des Chancres mous	Chancres syphilitiques
Janvier	6	»	5	»	5	»	1	5	5	6	1	»	11	4
Février	8	»	9	»	3	2	5	7	5	12	»	»	17	4
Mars........	4	1	8	»	»	2	5	6	2	11	1	»	13	2
Avril........	3	»	5	»	1	2	2	3	3	5	2	»	8	3
Mai	6	1	4	»	5	1	2	3	6	5	2	»	11	1
Juin........	9	1	7	»	2	2	8	5	4	13	1	1	17	4
Juillet	7	3	3	»	4	2	6	1	6	7	»	1	13	6
Août........	11	1	6	»	5	2	7	4	7	11	2	»	18	7
Septembre ..	11	2	5	»	7	3	6	2	10	8	1	»	18	1
Octobre.....	13	2	7	»	9	4	6	3	13	9	1	»	22	3
Novembre...	7	2	8	»	2	2	8	5	4	13	1	»	17	2
Décembre...	11	1	6	1	7	2	5	5	9	10	2	»	19	2
	96	14	73	1	50	24	61	49	74	110	14	2	184	39

1907	Chancres mous sans bubon Hommes	Chancres mous sans bubon Femmes	Chancres mous avec bubon Hommes	Chancres mous avec bubon Femmes	Chancres mous sans bubon Indigènes	Chancres mous avec bubon Indigènes	Chancres mous sans bubon Européens	Chancres mous avec bubon Européens	Chancres mous chez Indigènes	Chancres mous chez Européens	Chancres mixtes	Phagédénisme	TOTAL des Chancres mous	Chancres syphilitiques
Janvier	13	»	2	»	3	»	10	2	3	12	»	»	15	4
Février	11	»	8	1	2	2	9	7	4	16	»	»	20	12
Mars........	5	2	5	»	1	2	6	3	3	9	»	2	12	3
Avril	6	1	13	1	1	5	6	9	6	15	»	»	21	3
Mai.........	4	5	6	»	2	2	7	4	4	11	»	»	15	2
Juin........	2	1	6	»	1	1	2	5	2	7	2	»	9	2
Juillet	3	3	3	»	»	»	6	3	»	9	2	»	9	7
Août........	3	1	3	»	»	»	4	3	»	7	»	»	7	4
Septembre ..		2	8	»	1	»	7	8	1	15	»	»	16	6
Octobre.....	9	3	7	»	5	2	7	5	7	12	»	»	19	3
Novembre...	4	2	9	»	1	4	5	5	5	10	1	»	15	4
Décembre...	7	»	4	»	3	1	4	3	4	7	»	»	11	5
	73	20	74	2	20	19	73	57	39	130	5	2	169	55

A. ***Fréquence absolue.*** — Elle est très grande. Pendant le cours de 7 années, nos statistiques montrent, en effet, que dans le seul service de M. le professeur Brault, 1.225 chancres simples ont été observés. Il y eut pendant le même laps de temps, 7 chancres gangréneux, 13 chancres phagédéniques, et 65 chancres mixtes. Et ces chiffres, s'ils n'ont rien d'effrayant par eux-mêmes, suffisent cependant pour nous donner une idée de la fréquence absolue du chancre mou en Algérie.

Il faut, en effet, considérer qu'il y a, pour Alger seulement, d'autres services (consultations gratuites, dispensaires, etc...), où ces malades sont soignés; qu'à l'intérieur, les hôpitaux et infirmeries sont très nombreux ; que beaucoup de malades renoncent à entrer à l'hôpital pour cette affection qu'ils considèrent plutôt comme bénigne. L'ignorance de ces malades est grande : il s'agit des classes inférieures de la population, maltais, italiens, espagnols que la misère a fait émigrer, et d'indigènes. Ces derniers figurent pour 348 chancrelles contre 857 aux Européens.

Est-ce à dire que la fréquence absolue du chancre simple est plus grande chez les Européens que chez les indigènes ? Ces chiffres ne peuvent nous permettre d'adopter cette conclusion, car il faut tenir compte qu'Alger est une ville où l'élément européen l'emporte sur l'élément indigène, que celui-ci éprouve une certaine répulsion à entrer à l'hôpital et qu'il va souvent, d'abord consulter le sorcier indigène, ce qui explique la fréquence des chancres gangréneux et du phagédénisme chez les musulmans d'Algérie. Il faut y adjoindre un certain degré d'insouciance à l'égard d'une ulcération que l'indigène ne rattache pas toujours à un contage vénérien. A l'intérieur, le musulman vient volontiers à l'infirmerie indigène dès qu'il s'agit d'une affection quelconque, souvent très bénigne, mais presque jamais pour une affection des organes génitaux ; les femmes ne se montrent jamais. Ce qui explique que l'on observe tous les accidents graves de la syphilis, et très rarement l'accident primitif. Il en est de même pour le chancre simple, pour les mêmes raisons. Faisant un remplacement de médecin de colonisation en Kabylie, je vis en deux mois un seul chancre simple avec un bubon qui ne demandait, d'ailleurs, qu'à être ponctionné : cette proposition ne fut pas du goût de mon malade qui partit sur-le-champ et que je ne revis plus. J'aurais donc pu conclure à la rareté du chancre mou en Kabylie ; je me garderai bien de le faire, car pendant ces deux mois, je n'observai pas un seul chancre syphilitique, et cependant, sur 10 indigènes qui venaient consulter, 5 avaient des lésions tertiaires. La syphilis y est donc très fréquente, et l'on ne voit que rarement le chancre syphilitique ; pour les mêmes raisons, il est assez rare d'observer le chancre mou.

Les statistiques sont donc impossibles dans l'intérieur parce qu'elles ne répondraient pas à la réalité ; dans les grandes villes, les chiffres qu'elles fournissent sont au-dessous de la vérité.

Nous dirons, par conséquent, que la fréquence absolue de la chancrelle est grande chez les Européens ; que chez les indigènes, il n'y a pas de raisons qui permettent de penser qu'il n'en est pas de même, les mêmes sources de contage existant pour les uns et les autres, les règles de l'hygiène étant encore moins observées par les indigènes que par les Européens.

C'est un peu ce qui se passe pour les femmes. Les femmes indigènes, nous n'en parlerons pas, notre statistique ne pouvant montrer la chancrelle que chez un nombre insignifiant de celles-ci, prostituées de bas étage.

Les femmes européennes se font peu soigner à l'hôpital, les prostituées allant plutôt au dispensaire ; les prostituées clandestines reçoivent des soins en ville. Nos chiffres, à ce point de vue (117 chancrelles de 1901 à 1907), ne nous renseignent aucunement et sont forcément bien au-dessous des chiffres réels.

B. ***Fréquence relative.*** — Nous avons vu que dans la Métropole, les chancres simples, très nombreux vers 1837, ont beaucoup diminué par rapport au chancre syphilitique.

En Algérie, si nous consultons nos statistiques et comparativement les statistiques militaires, nous voyons que le nombre de chancrelles égale et même dépasse souvent le total des accidents syphilitiques (accidents primitifs, secondaires et tertiaires), que le chancre simple est de beaucoup plus fréquent que le chancre syphilitique.

De 1901 à 1907, nous comptons, en effet, 1.225 chancres simples contre 372 chancres syphilitiques. Le chancre mou est donc au chancre syphilitique comme 3,2 est à 1. Cette proportion répond à peu près à celle que donnaient les statistiques métropolitaines en 1850.

Par l'étude des statistiques militaires (de 1901 à 1905), nous pouvons nous rendre compte du même fait. Dans la Métropole, le nombre des chancres mous est de beaucoup inférieur à la totalité des accidents syphilitiques. En Algérie, il n'en est pas de même et le XIXe corps est très touché, particulièrement la division d'Alger.

Tableau

Extrait des Statistiques Médicales de l'Armée

XIXme Corps. — ALGÉRIE ET TUNISIE

Année		Syphilis pour 1000 hommes de l'effectif total	Chancre mou pour 1000 hommes de l'effectif total
1901	Alger........	15.8	18.9
	Oran	15.9	15.0
	Constantine ..	19.3	19.2
	Tunisie......	10.7	10.7
1902	Alger........	17.0	27.1
	Oran	15.1	12.4
	Constantine ..	15 8	12.9
	Tunisie......	15.5	11.3
1903	Alger...	19.8	18.2
	Oran	13.1	7.5
	Constantine ..	14.8	9 7
	Tunisie......	18.2	12.8
1904	Alger........	20.0	15.8
	Oran	11.0	9.8
	Constantine ..	16.4	19.7
	Tunisie......	16.6	7.4
1905	Alger........	21.6	15.5
	Oran	13.4	14.0
	Constantine ..	11.4	20.5
	Tunisie......	10.8	7.9

Le tableau suivant, dont les chiffres ont été extraits des Statistiques Médicales de l'Armée, est aussi très suggestif.

Extrait des Statistiques Médicales de l'Armée

ALGÉRIE — TUNISIE

Année	Chancre syphilitique	pour cent	Chancre mou	pour cent
1901......	165	1,6	1.128	11,2
1902......	205	2,0	1.209	12,0
1903......	171	1,7	877	8,7
1904......	124	1,2	869	8,6
1905......	139	1,3	1.012	10,1
	804		5.095	

MÉTROPOLE

Année	Chancre syphilitique	pour cent	Chancre mou	pour cent
1901......	715	7,1	1.390	13,9
1902......	684	6,8	1.071	10,7
1903......	792	7,9	974	9,7
1904......	785	7,9	1.029	10,2
1905......	850	8,5	1.158	11,5
	3.826		5.622	

Nous voyons que tous les corps d'armée métropolitains réunis fournissent, de 1901 à 1905, 5.622 chancres simples ; le seul XIXe corps d'armée fournit 5.095 chancrelles, presque autant que tous les autres corps réunis. En Algérie, pour l'armée, le chancre mou est au chancre syphilitique comme 6,3 est à 1. Dans la Métropole, d'après les chiffres des statistiques militaires, le chancre mou est au chancre syphilitique comme 1,4 est à 1.

La différence est, comme on le voit, très notable.

En comparant les statistiques militaires à celles que nous avons établies, nous constatons que la fréquence relative du chancre mou est plus grande dans l'armée que dans la population civile.

Algérie

			Chancre mou		Chanc. syphil.
			—		—
Statistique civile (Artigue)	1901-1907,	comme	3,2	est à	1
Statistique militaire	1901-1905,	comme	6,3	est à	1

Cette différence tient sans doute à ce que tous les chancres simples des soldats peuvent être dénombrés aussi bien que les chancres syphilitiques ; dans la population civile, tant européenne qu'indigène, nous avons montré que beaucoup des malades atteints de chancre simple n'entraient pas à l'hôpital. Nos chiffres doivent donc être considérés comme des chiffres minimum et n'en ont que plus de valeur.

C. ***Oscillations de la fréquence du chancre simple en Algérie.*** — Il ne suffit pas de constater que le chancre simple est fréquent, plus fréquent que le chancre syphilitique. Nous avons vu qu'en France, de 1837 à 1881, le chancre simple avait diminué très rapidement. Il est intéressant de savoir si, en Algérie, le chancre simple a diminué, si le chiffre élevé de 1907 n'a pas été précédé d'un chiffre encore plus fort. Les statistiques nous font défaut. M. le profeseur Rey (*Contribution à l'étude de la syphilis en Algérie,* 1895) compte qu'il y a 12,27 chancrelles pour un chancre syphilitique, et considère ce chiffre comme inférieur à la réalité.

Il semblerait donc qu'il y ait décroissance dans la fréquence de la chancrelle. Nous n'oserions faire cette conclusion, notre statistique et celle de M. le professeur Rey n'ayant pas été faites dans les mêmes conditions. De plus, de 1901 à 1907, nous voyons dans notre statistique que l'état de fréquence du chancre simple reste stationnaire.

Chacune des années de 1901 à 1907 fournit un nombre de chancrelles à peu près égal. L'on observe la chancrelle d'un bout de l'année à l'autre, et nous n'observons jamais les éclipses signalées en France par Diday. Cependant, les mois de février, mars, avril, sont en général moins chargés, mais ces fluctuations mensuelles ne sont pas fixes et nous voyons qu'en 1907, ces mêmes mois sont plus chargés que les autres. Il faudrait tabler sur une statistique considérable pour pouvoir se rendre compte de cette diminution.

D. ***Causes de la fréquence du chancre simple en Algérie.*** — *a*) C'est d'abord la prostitution clandestine, véritable véhicule des maladies vénériennes et plus particulièrement du chancre simple. Ce genre de prostitution est très difficile à réprimer en Algérie. « La femme indigène est rarement reconnue, parce qu'elle a le visage en grande partie voilé et que, d'ailleurs, à chaque réquisition des agents, elle a en sa possession un ou plusieurs actes de mariage selon la loi arabe, qui la mettent absolument à couvert. De ce côté donc, à moins d'un délit de racolage dûment constaté à plusieurs reprises, la surveillance demeure illusoire. » (Extrait d'un mémoire sur la prostitution à Alger, de M. le Commissaire central, 1893.)

De plus, il existe à Alger des maisons de prostitution connues sous le nom de « maisons de passe ». Ce sont des *maisons de tolérance libres,* et, par conséquent, très dangereuses, parce que les femmes ne sont pas visitées, ne sont pas inscrites.

Il est évident que, si, dans une ville comme Alger, où la police des mœurs est organisée, il est difficile de réprimer la prostitution clandestine, la chose devient presque impossible à l'intérieur.

Les mœurs même de certaines populations indigènes y font d'ailleurs complètement obstacle.

En effet : « la prostitution est pratiquée avec une impudeur presque naïve par certaines tribus ; les femmes se livrent à ces pratiques, soit dans leurs villages spéciaux (Ouled-Naïls), soit dans leurs camps volants plantés aux portes des Ksours du grand Sud (Amouriât), soit un peu partout (Kabylie) ; elles sont exposées à toutes les contaminations ; il n'y a aucune surveillance et presque pas de soins ; ces mœurs ont un grand retentissement sur la santé de la femme et la mènent à une déchéance rapide » (J. Brault) (1).

Elles ont aussi un grand retentissement sur l'état sanitaire des indigènes au point de vue vénérien.

b) En deuxième ligne, il faut incriminer la mauvaise hygiène. Les indigènes n'observent aucune règle d'hygiène ; ils manquent d'une façon absolue de soins corporels, ignorent toute mesure prophylactique, ne se lavent pas

---

(1) Annales d'Hygiène Publique et de Médecine légale (avril 1908)

toujours après le coït. Les Européens chez lesquels on observe surtout la chancrelle, sont de la même école : ce sont des Italiens, des Espagnols, des Maltais, presque aussi ignorants et sales que les indigènes.

c) Enfin, l'absence de soins contribue beaucoup à maintenir en leur état de prospérité les maladies vénériennes. Un grand nombre de vénériens ne se font pas soigner ou n'entrent à l'hôpital que fort tard, après avoir, par conséquent, produit le maximum de contamination. Cet état d'esprit, l'ignorance, l'insouciance, le fatalisme musulmans ne rendent que plus malaisée la lutte contre les maladies vénériennes.

La prophylaxie en cette matière est chose très difficile et il faudra certainement de longues années encore avant de voir décroître le nombre des chancres mous dans les mêmes proportions qu'en France.

Au fur et à mesure des progrès de la civilisation et de l'hygiène, la chancrelle diminuera, mais cette diminution se fera beaucoup moins rapidement que dans la Métropole.

FORMES CLINIQUES

Il ne faut pas croire que la chancrelle observée en Algérie offre des différences très marquées avec la chancrelle de France. Les caractères cliniques sont les mêmes ; cependant, quelques particularités méritent d'être mises en lumière.

Il faut signaler la fréquence du chancre du fourreau de la verge.

On a donné du fait différentes explications et pour certains, cela tient à ce que les mauresques se rasent les poils des organes génitaux. Ces poils, plutôt rigides lorsqu'ils repoussent, détermineraient sur le fourreau de menus traumatismes, porte ouverte à l'inoculation du pus chancrelleux (?)

On pourrait aussi penser que le prurit provoqué par la malpropreté et les parasites pousse les individus à créer avec leurs ongles, par grattage, des lésions jouant le même rôle.

Ces chancrelles du fourreau sont souvent mal soignées; les marabouts et sorciers y font appliquer des emplâtres qui en modifient profondément les caractères classiques : c'est ainsi que certaines peuvent présenter de l'induration. Le diagnostic est alors d'autant plus difficile que les accidents primitifs et tertiaires de la syphilis sont aussi fréquents sur le fourreau de la verge. Le chancre syphilitique, en cette région, ne présente que peu ou pas d'induration, et l'état des ganglions ne nous renseigne parfois pas. Interroger ces gens complètement ignorants, il n'y faut pas penser et ce serait vouloir égarer encore davantage son diagnostic.

Les chancres sous phimosis sont très rares chez les indigènes, car ils sont circoncis très largement et peu échappent à cette opération rituelle. Une seule fois, M. le professeur Brault opéra un indigène qui avait été circoncis peu largement, et qui présenta un chancre sous phimosis.

Les chancres de l'anus sont plus fréquents chez les femmes que chez les hommes, chez les indigènes que chez les Européens. Ils sont en presque totalité imputables à la sodomie.

Chez les indigènes, le chancre multiple est la règle, et les localisations extra-génitales sont loin d'être exceptionnelles.

L'on observe souvent le chancre multiple de la racine de la verge et du pubis. On a encore accusé de ce méfait les poils rasés et rigides des mauresques. Il paraît plus logique de rendre responsables les rasoirs mal aiguisés avec lesquels se rasent les indigènes maladroits. Ils se font ainsi des érosions cutanées multiples, sillons tout tracés pour l'ensemencement de la chancrelle. Souvent, l'on a pu constater ces érosions et vu les chancrelles s'y développer (Brault).

Les auto-inoculations sont faciles. M. le professeur Brault a compté 77 chancrelles sur le même individu, criblant véritablement les bourses et l'aîne gauche. Un autre indigène, observé dans le même service, avait 43 chancres simples du gland, du pubis, des bourses et des cuisses. Une femme européenne eut, dans la seule région anale, 18 chancrelles.

Les localisations extra-génitales sont parfois bizarres. C'est ainsi qu'une femme eut une chancrelle du doigt, puis une autre sur le tendon d'Achille droit. Un indigène, porteur d'un chancre simple du gland, eut un chancre d'inoculation au thorax.

En outre, un chancre situé sur le dos du poignet droit, fut observé.

Si le phimosis est rare chez l'indigène comme complication, il est fréquent d'observer de la lymphite et de la lymphangite chancrelleuse, des abcès lymphangitiques dont le pus est immédiatement inoculable.

Les bubons sont moins fréquents chez les femmes que chez les hommes, ce qui est la règle partout. Nous avons recherché, comparativement, la fréquence du bubon chez les indigènes et chez les Européens. Les chiffres qu'indiquent nos statistiques ne montrent pas que le bubon est plus fréquent chez l'indigène que chez l'Européen. Le bubon double se voit souvent. Très souvent, les indigènes viennent tardivement avec des bubons hypermûrs ou même largement ouverts.

Parmi les autres complications de la chancrelle, il faut faire une place aux chancres gangréneux et au phagédénisme. De 1901 à 1907, nos statistiques indiquent 7 chancres gangréneux et 13 cas de phagédénisme.

Pour les raisons que nous avons indiquées (mauvaise hygiène, ignorance, absence de soins, thérapeutique invraisemblable, etc.) le phagédénisme atteint surtout les indigènes, et les dommages occasionnés sont parfois considérables. Nous en donnerons pour preuve les lignes suivantes extraites d'une observation de M. le professeur Brault.

« B.-J. D..., cavalier au 1er spahis, entre à l'hôpital du Dey le 1er août 1896 ; il vient d'un hôpital de l'intérieur où il a été traité pour phagédénisme ; atteint d'un chancre mou au mois de mars dernier, son affection a pris rapidement une allure envahissante et, malgré les antiseptiques, malgré les cautérisations au thermo, le gland, le fourreau de la verge et les corps caverneux ont fini par être disséqués.

» Au moment où ce cavalier entre dans notre service, après deux tentatives de suicide, le processus n'est pas encore éteint, la verge est réduite à un petit moignon ulcéré d'à peine 3 centimètres et demi de développement ; il existe un hypospadias très accentué, et la partie supérieure de l'urèthre est encore surmontée de deux cornes, vestiges de la portion antérieure du corps spongieux. Tout autour de la base du moignon pénien, la peau du fourreau, rongée et rétractée jusqu'au pubis, ne représente plus qu'une mince collerette recouvrant une rainure profonde où le phagédénisme creuse encore et continue son œuvre destructive. »

Il fallut faire une autoplastie difficile à l'aide de deux lambeaux en V.

Ajoutons que ce diagnostic est souvent difficile chez l'indigène, surtout en raison des complications et des infections secondaires qui peuvent se produire, non seulement sur les chancrelles, mais sur les accidents de la vérole à tous ses stades.

Le chancre simple géant s'observe aussi fréquemment chez les indigènes et il affecte au fourreau la forme en croissant ou la forme en virole.

Nous devons aussi signaler la fréquence du chancre mixte, fréquence qui s'explique par la fréquence du chancre mou et de la syphilis. Il offre parfois de grosses difficultés au point de vue diagnostic et pronostic, surtout sur le fourreau. D'une façon générale, on ne recourt pas à l'inoculation ; mais, souvent, il faut réserver son opinion pendant un certain temps et se garder, en présence d'un chancre qui paraît être une chancrelle, de porter trop à la légère un pronostic bénin.

En somme, nous insistons sur la fréquence du chancre du fourreau de la verge et nous faisons une large part aux complications. Ces caractères, un peu spéciaux, nous paraissent devoir être attribués aux mœurs des populations algériennes, à leur mauvaise hygiène, source de tout le mal.

LA CHANCRELLE DANS LES AUTRES COLONIES FRANÇAISES

La syphilis, la blennorragie sont très communes en Algérie, mais le chancre mou y est très répandu.

Nous pouvons donc nous demander si c'est là quelque chose de spécial à l'Algérie, si le chancre mou n'est pas aussi fréquent dans les autres colonies françaises.

Les documents concernant la chancrelle dans les colonies sont peu nombreux et la question méritait cependant d'être étudiée. Sur la syphilis, nous sommes bien renseignés, mais la chancrelle ou n'est pas signalée, ou n'est pas étudiée suffisamment.

A la Côte d'Ivoire, d'après le docteur Rousselot, les maladies vénériennes sont très fréquentes dans les localités où ont stationné nos soldats. Si l'on met à part la syphilis, on rencontre, par ordre de fréquence, les chancres mous, les bubons, les métrites.

A Dori, toutes les maladies vénériennes existent, mais nous ne savons pas quel est leur ordre de fréquence.

A Madagascar, les chancres mous sont très fréquents dans certaines régions (Sainte-Marie, Nossi-Bé, Tananarive, etc.), et se compliquent d'adénites inguinales, de phagédénisme.

Dans l'archipel des Comores, à Mayotte, les chancres

mous, la blennorragie et la syphilis se montrent avec une égale fréquence.

A Djibouti et sur la Côte des Somalis, la syphilis est assez rare, mais les chancrelles sont très nombreuses.

Aux établissements français de l'Inde, la syphilis est très répandue, mais les chancres mous et les bubons sont encore plus nombreux que les blennorragies.

En Annam, Tonkin, d'après Mondière, les chancres mous sont plus fréquents chez les Annamites que les chancres indurés.

D'après cette énumération, forcément écourtée, nous voyons que le chancre mou n'est pas rare aux colonies, mais nous regrettons l'absence de statistiques et de renseignements plus complets. Ainsi, il nous est difficile d'établir un parallèle exact entre leur fréquence et les différents caractères de la chancrelle en Algérie et dans les autres colonies françaises.

Cependant, il nous est permis de supposer que les causes qui président en Algérie au développement considérable du chancre mou, doivent aussi amener dans les autres colonies où elles existent, les mêmes désordres. Il suffit que le germe y existe ou y soit transporté pour que, sous l'influence de ces causes, le mal y gagne rapidement du terrain. A cet égard, Tananarive, les Antilles, sont particulièrement démonstratives et l'on peut rapprocher la dissolution des mœurs de ces régions de celle que nous avons signalée chez les Ouled-Naïls, les Amouriat et les populations de la Kabylie, où l'hospitalité dépasse la mesure de nos conceptions européennes.

C'est ainsi que nous avons vu la syphilis prendre une grande extension dans des pays où elle était inconnue avant l'arrivée de nos troupes. Il en est de même pour la chancrelle.

TRAITEMENT

Le traitement employé contre la chancrelle et ses complications n'a rien de bien spécial ; cependant, il faut parfois agir plus énergiquement et employer, par conséquent, des caustiques un peu plus actifs ou plus concentrés.

Chancre simple. — L'ablation ne peut jamais être pratiquée, parce que les malades ne viennent que fort tard, avec des chancrelles en pleine évolution et souvent multiples.

Les cautérisations par le thermocautère doivent être quelquefois employées, mais l'on se sert plus habituellement du chlorure de zinc. La solution au dixième, généralement conseillée par les auteurs, ne donnent pas de résultats et l'on se sert avec succès, à la Clinique des maladies syphilitiques et cutanées d'Alger, de la solution concentrée à 50 pour 40.

Un mélange par parties égales de salol et acide salicylique donne aussi de bons résultats.

Bubon. — Le bubon est traité par la ponction au bistouri, suivie d'une injection d'une solution de nitrate d'argent à 1/100. Mais, les malades arrivent souvent avec des bubons largement ouverts et infectés. Dans ce cas, la guérison est parfois longue à obtenir et l'on doit recourir aux cautérisations ignées, aux attouchements par le nitrate d'argent et la teinture d'iode.

Phagédénisme. — Le traitement le plus généralement suivi, est la cautérisation par le thermocautère, faite *larga manu*. Applications de teinture d'iode. Pansements avec les poudres d'orthoforme, de quinquina, de charbon et de camphre.

SERMENT

En présence des Maîtres de cette Ecole, de mes chers condisciples, et devant l'effigie d'Hippocrate, je promets et je jure, au nom de l'Être suprême, d'être fidèle aux lois de l'honneur et de la probité dans l'exercice de la Médecine. Je donnerai mes soins gratuits à l'indigent, et n'exigerai jamais un salaire au-dessus de mon travail. Admis dans l'intérieur des maisons, mes yeux ne verront pas ce qui s'y passe ; ma langue taira les secrets qui me seront confiés, et mon état ne servira pas à corrompre les mœurs ni à favoriser le crime. Respectueux et reconnaissant envers mes Maîtres, je rendrai à leurs enfants l'instruction que j'ai reçue de leurs pères.

Que les hommes m'accordent leur estime si je suis fidèle a mes promesses! Que je sois couvert d'opprobre et méprisé de mes confrères si j'y manque !

www.ingramcontent.com/pod-product-compliance
Ingram Content Group UK Ltd.
Pitfield, Milton Keynes, MK11 3LW, UK
UKHW022154190726
13855UKWH00004B/1473

9 782013 539746